Das Ende Schlafloser Nächte

(Der vollständige Leitfaden zu Schlaflosigkeit)

Durch

JASSICA ROW

INHALTSVERZEICHNIS

EINLEITUNG

Eine Kategorie von Schlafproblemen wird Schlaflosigkeit genannt. Erstklassiger Schlaf ist entscheidend für die Gesundheit und das Glück. Die Vernachlässigung, regelmäßig genug Schlaf zu bekommen, kann schwerwiegende Folgen für das geistige und körperliche Wohlbefinden und die allgemeine Lebensqualität haben.

Die drei wesentlichen Bestandteile einer guten Gesundheit sind eine ausgewogene Ernährung, häufige Bewegung und erholsamer Schlaf. Viele von uns greifen zu pharmazeutischen Schlafmitteln, wenn wir diesen Schlaf nicht erreichen können und unsere Gesundheit gefährden.

Etwa ein Drittel aller Menschen leidet unter zumindest leichter Schlaflosigkeit. Nur 6-10% aller Personen haben eine Schlafstörung, die den diagnostischen Kriterien entspricht

.

Die Anzeichen und Symptome von Schlaflosigkeit

Die folgenden sind einige der häufigsten Anzeichen von Schlaflosigkeit:

- Zu früh geweckt werden und nicht wieder einschlafen können
- Nachts lange Zeit wach liegen und Angst haben, nicht schlafen zu können
- Wiederholte Fälle von unruhigem, nicht erholsamem Schlaf
- Schwierigkeiten beim Einschlafen einmal im Bett

Daher können bei Ihnen andere Schlafentzugssymptome auftreten, wie zum Beispiel:

- Ermüdung
- Stimmungsschwankungen, Ungeduld usw.
- Gedächtnisprobleme oder Probleme beim Fokussieren
- Studieren Sie die körperlichen Manifestationen von Schlaflosigkeit, um ihre

Auswirkungen besser zu verstehen.

STÖRUNGEN DER SCHLAFLOSIGKEIT

Schlaflosigkeit wird von Medizinern auf verschiedene Weise klassifiziert, wobei jede ihre einzigartigen Eigenschaften widerspiegelt.

Akute Schlaflosigkeit

Akute Schlaflosigkeit wird als vorübergehende Schlaflosigkeit definiert, die etwas mehr als ein paar Wochen anhält.

Chronische Schlaflosigkeit

Um an chronischer Schlaflosigkeit zu leiden, wird Ihr Schlaf für mindestens drei Monate mindestens drei Nächte pro Woche durchgehend unterbrochen.

Die Unfähigkeit, plötzlich einzuschlafen, wird als beginnende Schlaflosigkeit bezeichnet. Koffeinkonsum, psychische Probleme und andere häufige Auslöser von Schlaflosigkeit sind mögliche Ursachen, aber auch andere

Schlafstörungen können Schwierigkeiten beim Einschlafen oder Durchschlafen verursachen.

Erhaltungsschlaflosigkeit

Schlaflosigkeit, die nach dem Einschlafen anhält, oder das chronische Aufwachen aus dem Schlaf zu früh am Morgen, wird als Erhaltungsschlaflosigkeit bezeichnet. Diese Form der Schlaflosigkeit kann mit körperlichen und psychischen Problemen zusammenhängen, aber die Sorge, dass Sie im Wachzustand nicht genug Schlaf bekommen, verschlimmert die Situation.

Verhaltensbedingte Schlaflosigkeit bei Kindern

Verhaltensbedingte Schlaflosigkeit im Kindesalter ist anhaltende Einschlafschwierigkeiten, Schlaflosigkeit oder beides. Selbstberuhigende Techniken und eine konsequente Schlafenszeit können Kindern mit dieser Erkrankung helfen, besser zu schlafen.

Es gibt zwei weitere Arten von Schlaflosigkeit: idiopathische (primäre) und komorbide (sekundäre).

Es gibt keinen bekannten Zusammenhang zwischen primärer Schlaflosigkeit und zugrunde liegenden medizinischen oder psychologischen Erkrankungen. Im Gegensatz dazu ist sekundäre Schlaflosigkeit mit grundlegenderen Problemen verbunden, wie zum Beispiel:

die Krankheit, die über einen langen Zeitraum anhält

Probleme mit der psychischen Gesundheit, wie Depressionen oder Angstzustände

WAS SCHLAFLOSIGKEIT BRINGT

Die zugrunde liegenden Ursachen der Schlaflosigkeit hängen oft mit der spezifischen Form der Schlaflosigkeit zusammen, die man erlebt.

Beispiele für mögliche Ursachen von akuter Schlaflosigkeit sind:

- betonen
- alles, was aufwühlt oder traumatisiert
- Anpassungen Ihrer Schlafumgebung, wie z. B. der Umzug in ein neues Haus oder das erste Mal, dass Sie sich ein Bett teilen.
- Bedrängnis aufgrund eines körperlichen Zustands

Chronische Schlaflosigkeit ist selten. Es kann jedoch auch verursacht werden durch:

Beschwerden, die ständige Beschwerden verursachen, wie Arthritis oder Rückenschmerzen

Ungeordnete Gedanken und Gefühle Angst, Traurigkeit und Drogenmissbrauch sind alles Beispiele für psychische Gesundheitsprobleme.

Schlafstörungen wie obstruktive Schlafapnoe

Gesundheitsprobleme wie Diabetes, Krebs, GERD oder Herz-Kreislauf-Erkrankungen

Einflussgrößen für die Entstehung von Schlaflosigkeit

Jeder, egal welchen Alters oder Geschlechts, kann an Schlaflosigkeit leiden, obwohl die folgenden Gruppen eher betroffen sind:

- letzten Stadien des Erwachsenenalters
- vor, während und nach der Veränderung des Lebens nennen wir Menopause

- Einige der Dinge, die Sie einem Risiko für Schlaflosigkeit aussetzen könnten, sind:
- Hohes Maß an Stress, der durch Dinge wie Lebensprobleme, Geldprobleme oder Sorgen um geliebte Menschen verursacht wird
- sich zwischen Zeitzonen bewegen
- ein Zustand der Inaktivität
- Schichtarbeit oder unregelmäßige Arbeitszeiten können zu unregelmäßigen Schlaf- und Wachzeiten führen.
- Nickerchen haben
- viel koffeinhaltige Getränke zu sich nehmen
- Drogen und Zigaretten
- Probleme haben, sich vor dem Schlafengehen zu entspannen
- Erfahren Sie mehr über die möglichen Auslöser und Risikofaktoren für Schlaflosigkeit.

SCHLAFLOSIGKEIT WÄHREND DER SCHWANGERSCHAFT

Schwangere haben oft Schlafstörungen, besonders im ersten und dritten Trimester.

Es gibt mehrere mögliche Ursachen für Ihre Schlaflosigkeit, von denen einige sind:

Hormonschwankungen, Übelkeit und der dringende Wunsch, auf die Toilette zu gehen, sind nur einige der körperlichen Symptome dieser Umstellung.

Angst und Sorge vor dem Berg neuer Aufgaben, die Sie als Eltern übernehmen müssen

Beschwerden, einschließlich Krämpfe und Schmerzen im Rücken

Das ist eine gute Nachricht, denn die Schlaflosigkeit während der Schwangerschaft verschwindet normalerweise nach der Geburt und schadet dem Baby nicht. Es ist jedoch entscheidend für Ihre Gesundheit, ausreichend Schlaf zu erhalten.

Wenn Sie Ihre Routine auf folgende Weise ändern, kann dies dazu beitragen, schwangerschaftsbedingte Schlaflosigkeit zu lindern:

- Teilnahme an häufiger körperlicher Aktivität
- durch richtige Ernährung ein gesundes Gewicht halten
- Hydratation aufrechterhalten
- eine regelmäßige Schlafenszeit einhalten
- Die tägliche Anwendung von Entspannungstechniken kann Ruhe und Gelassenheit erreichen.
- Entspannen Sie sich in einem Whirlpool, bevor Sie sich einklinken

Fragen Sie unbedingt Ihren Arzt, bevor Sie während der Schwangerschaft eine neue Behandlung oder Aktivität beginnen, einschließlich neuer Medikamente oder Nahrungsergänzungsmittel.

SCHLAFLOSIGKEIT BEI ÄLTEREN MENSCHEN

Im Jahr 2019 litten bis zu 75 % der älteren Menschen unter irgendeiner Form von Schlaflosigkeit.

Schlaflosigkeit bei älteren Menschen hat mehrere Ursachen und kann einen Dominoeffekt haben, einschließlich der folgenden:

Veränderungen in den circadianen Rhythmen, die Ihren Schlaf-Wach-Rhythmus regulieren, wenn Sie älter werden, können es schwieriger machen, einzuschlafen und ihn zu halten.

Schlaflosigkeit ist unter Rentnern weit verbreitet, da ihnen oft ein geregelter Tagesablauf und Möglichkeiten für soziales Engagement fehlen.

Einsamkeit, Traurigkeit und Schlafstörungen sind alle mit einem Mangel an menschlicher Verbindung verbunden; sie zu vermeiden sind unerlässlich.

Schlafstörungen können auch durch altersbedingte Gesundheitsprobleme verursacht werden, einschließlich anhaltender Schmerzen.

Schlafmangel in der Nacht kann dazu führen, dass Sie sich tagsüber schläfrig und müde fühlen. Aus diesem Grund haben Sie vielleicht Lust, ein Nickerchen zu machen. Es ist allgemein bekannt, dass Sie sich durch ein Nickerchen tagsüber wacher fühlen können, was die Schläfrigkeit zur Schlafenszeit verzögern kann.

Wenn Sie mit einem Therapeuten oder Arzt über Ihre Schlaflosigkeit sprechen, können Sie weitere Therapiemöglichkeiten entdecken.

ANGST UND SCHLAFLOSIGKEIT

Haben Sie sich jemals Sorgen gemacht wegen etwas, das außerhalb Ihrer Kontrolle lag? Angst und Schlaflosigkeit treten oft zusammen auf, und die Beziehung geht in beide Richtungen.

Ein Mangel an Linderung von chronischer Angst und Schrecken kann das Einschlafen erschweren. Wenn Sie jedoch an chronischer Schlaflosigkeit leiden, machen Sie sich möglicherweise Sorgen, nicht genug Schlaf zu bekommen, und haben eine größere Herausforderung, negative Gefühle den ganzen Tag über zu kontrollieren.

Sie können beginnen, alle Ihre Symptome mit Hilfe eines Experten für psychische Gesundheit anzugehen, unabhängig davon, ob Sie eine Angststörung oder vorübergehende Angst aufgrund eines bestimmten Stressfaktors wie einem herausfordernden Arbeitsumfeld oder

Meinungsverschiedenheiten in Ihrer Beziehung haben.

Kognitive Verhaltenstherapie (CBT)

CBT kann Ihnen helfen, mit Ihrer Schlaflosigkeit und Angst umzugehen, wenn beides zusammenhängt.

Leichtere Angstzustände können auch alleine bewältigt werden durch:

- Wenn Sie mehr von den richtigen Lebensmitteln essen, können Sie sich weniger ängstlich fühlen.
- Täglich irgendeine Form von körperlicher Aktivität durchführen
- Integrieren Sie Entspannungsmethoden in Ihre regelmäßige Selbstpflege
- Verbringen Sie Zeit mit Dingen, die Ihnen Spaß machen
- Lerne mehr Techniken zum Umgang mit Sorgen.
- Schwäche und Melancholie verursachen Schlaflosigkeit.

Es gibt immer mehr Beweise, die Depressionen mit Schlaflosigkeit in Verbindung bringen:

Es wurde festgestellt, dass unzureichender Schlaf mit einem deutlich erhöhten Risiko für Depressionen verbunden war, insbesondere in Stresssituationen. Schlaflosigkeit oder Probleme beim Einschlafen oder Durchschlafen sind ein häufiges Symptom von Depressionen.

Glücklicherweise sprechen Traurigkeit und Schlaflosigkeit häufig gut auf die gleiche Therapie an, unabhängig davon, ob die Krankheit zuerst auftritt.

Die am häufigsten verwendeten Therapien sind:

- Behandlungen wie kognitive Verhaltenstherapie
- Antidepressiva
- Änderungen der Lebensweise, wie z. B. mehr Augen zu machen, regelmäßig Sport zu treiben und Meditation zu praktizieren

- Untersuchen Sie den Zusammenhang zwischen Schlaflosigkeit und Melancholie, um mehr zu erfahren.

Der Diagnoseprozess

Typische Fragen, die ein Arzt stellen wird, wenn er entscheidet, ob er Schlaflosigkeit diagnostiziert oder nicht, sind:

- gesundheitliche Vorerkrankungen
- Anzeichen von Stress in Ihrer körperlichen oder geistigen Gesundheit, die durch private oder öffentliche Sorgen verursacht werden, stehen Sie unter Stress.
- Beschreibung Ihres Schlafverhaltens, einschließlich der Dauer Ihrer Schlaflosigkeit und der Auswirkungen auf Ihren Alltag.

Mit diesen Daten können sie Ihre Schlafprobleme besser diagnostizieren und behandeln. Darüber hinaus können Sie verlangen, dass Sie 2–4 Wochen lang ein Schlaftagebuch führen und Folgendes dokumentieren:

- Ich will wissen, wann du ins Bett gehst.
- wie lange es normalerweise dauert, bis Sie einnicken
- Vorfälle von nächtlichem Erwachen, die wiederholt auftreten
- Wann stehst du normalerweise aus dem Bett auf?

Ihr Gesundheitsteam kann Ihre Schlafgewohnheiten besser verstehen, wenn Sie ein schriftliches oder App-basiertes Schlafprotokoll führen.

Darüber hinaus können sie diagnostische Verfahren wie Bluttests arrangieren, um zugrunde liegende Gesundheitsprobleme auszuschließen, die Sie möglicherweise daran hindern, sich ausreichend auszuruhen. Der Arzt kann eine Schlafstudie vorschlagen, wenn er glaubt, dass Sie ein Schlafproblem wie obstruktive Schlafapnoe haben.

SCHLAFSTUDIE

Es gibt zwei Möglichkeiten, an einer Schlafstudie teilzunehmen:

die Nacht in einer Schlafklinik verbringen

Zuhause, in deinem Bett

Für beide Arten von Schlafstudien werden Elektroden an verschiedenen Stellen Ihres Körpers, einschließlich Ihres Kopfes, angebracht. Die von den Elektroden aufgezeichneten Gehirnströme können verwendet werden, um verschiedene Schlafarten zu klassifizieren und Bewegungen während des Schlafs zu verfolgen.

Ihr Arzt kann die neuroelektrischen und physiologischen Daten Ihrer Schlafstudie verwenden, um Schlafstörungen besser zu diagnostizieren.

Wenn Sie auf beides gestoßen sind, kann ein Arzt bei Ihnen Schlaflosigkeit diagnostizieren.

1. Schlafstörungen an mindestens drei Abenden pro Woche für mindestens drei Monate
2. Gestörter Schlaf beeinträchtigt das tägliche Funktionieren erheblich.

Finden Sie heraus, welche medizinischen Fachrichtungen für die Diagnose von Schlaflosigkeit qualifiziert sind.

BEHANDLUNG VON SCHLAFLOSEN

Schlaflosigkeit kann mit Psychotherapie, Arzneimitteln, Nahrungsergänzungsmitteln oder anderen Methoden behandelt werden.

Behandlung von Schlaflosigkeit basierend auf der kognitiven Verhaltenstheorie (CBT)

Laut dem American College of Physicians (ACP) ist CBT die Behandlung der Wahl für Personen mit chronischer Schlaflosigkeit. CBT-I, eine von Spezialisten entwickelte Untergruppe von CBT, wurde speziell zur Behandlung von Schlaflosigkeit entwickelt.

Eine Therapie, entweder online oder von Angesicht zu Angesicht, kann Ihnen helfen, den Umgang mit Schlaflosigkeit zu lehren, indem sie Ihnen Methoden beibringt wie:

Befehl des Stimulus. Mit dieser Methode lernen Sie, die Zeit, die Sie im Bett liegen und versuchen einzuschlafen, zu reduzieren, indem Sie sich einer ruhigen, angenehmen Aktivität widmen, bis Sie nicken.

Weniger Zeit, die Sie mit Schlafen verbringen. Diese Methode reduziert zunächst die Zeit, die Sie im Bett verbringen, und erhöht sie dann allmählich, was nachweislich sowohl die Quantität als auch die Qualität Ihres Schlafs verbessert.

Die Verwendung intensiver Beleuchtung zu therapeutischen Zwecken. Egal, ob Sie Probleme beim Einschlafen oder Durchschlafen haben, diese Strategie erfordert, sich morgens oder abends hellem Licht auszusetzen.

Ihr Therapeut kann Ihnen auch einige Entspannungsstrategien und gute Schlafhygienegewohnheiten empfehlen, um Ihnen dabei zu helfen, mit den Mustern umzugehen, die Sie davon abhalten, ausreichend erholsamen Schlaf zu bekommen.

In einigen Fällen können sie Ihnen raten, Dinge zu unterlassen wie:

- Koffeinkonsum kurz vor dem Schlafengehen
- Der Verzehr von viel Essen, insbesondere vor dem Schlafengehen, kann zu Magen-Darm-Beschwerden führen.
- sich vor dem Schlafengehen anstrengen
- alles andere als in deinem Bett zu schlafen und sexuelle Beziehungen zu haben

Die zugrunde liegenden psychischen Probleme, die zu Ihrer Schlaflosigkeit beitragen oder diese verschlimmern, können auch mit Hilfe eines Therapeuten identifiziert werden. Die Reduzierung von Schlaflosigkeit kann erheblich unterstützt werden, indem diese Ursachen und Bedingungen angegangen werden.

Arzneimittel und Nahrungsergänzungsmittel

Die von Ihrem Arzt verschriebenen Medikamente gegen Schlaflosigkeit können Folgendes umfassen:

- Eszopiclon (Lunesta)
- Zolpidem (Ambien)
- Triazolam (Halion)
- Nahrungsergänzungsmittel und Schlafmittel, die im Freiverkehr erhältlich sind (OTC), wie Melatonin, können ebenfalls bei Schlaflosigkeit helfen.

Es gibt einige Hinweise darauf, dass die Einnahme von Melatonin-Ergänzungen Ihnen helfen kann, etwas schneller einzuschlafen, als wenn Sie sich während des Schlafzyklus auf die natürliche Hormonproduktion Ihres Körpers verlassen würden.

Nichtsdestotrotz gibt es immer noch gemischte Beweise für die Wirksamkeit von Melatonin als Mittel gegen Schlaflosigkeit. Während Melatonin normalerweise für die kurzfristige Anwendung sicher ist, diskutieren Ärzte immer noch darüber, ob es für die langfristige Anwendung sicher ist oder nicht.

Bevor Sie Melatonin oder andere Schlafmittel selbst ausprobieren, ist es eine gute Idee, mit einem Arzt zu sprechen. Verschreibungspflichtige und rezeptfreie Arzneimittel können mit diesen Arzneimitteln interagieren oder durch diese negativ beeinflusst werden.

Nehmen Sie während der Schwangerschaft niemals Medikamente oder Nahrungsergänzungsmittel ein, ohne Ihren Arzt zu konsultieren.

Darüber hinaus gibt es weitere Methoden.

Die Behandlung von Schlaflosigkeit beinhaltet häufig eine Kombination aus Lebensstilanpassungen und Hausmitteln.

Sie können einen der folgenden Vorschläge ausprobieren:

Hypnotika kommen in der Natur vor .

Warme Milch, Kräutertee und Baldrian sind gute Optionen vor dem Schlafengehen. Lavendel und andere beruhigende Aromen können auch gesundheitliche Vorteile haben.

Meditation.

Diese Methode hilft, die Aufmerksamkeit auf das Hier und Jetzt zu lenken und gleichzeitig den Geist zu beruhigen. Es erleichtert nicht nur das Einschlafen und verbessert die Schlafqualität. Und da Anspannung, Sorgen und Schmerzen allesamt potenziell zur Schlaflosigkeit beitragen, sind ihre Auswirkungen auf diese Bereiche ebenfalls willkommen. Es gibt mehrere nützliche Meditationsanwendungen für Anfänger.

AKUPUNKTUR

Bei dieser Behandlung der traditionellen chinesischen Medizin werden dünne Nadeln an Druckpunkten im ganzen Körper implantiert, die viele Menschen bei der Linderung von Schlaflosigkeit als hilfreich empfinden.

Wie wirken sich Schlaflosigkeit und eingeschränkter Schlaf auf Ihre Gesundheit aus?

Die Centers for Disease Control (CDC) empfehlen, dass Menschen mindestens 7 Stunden Schlaf pro Nacht bekommen. Aber im ganzen Land kämpft etwa ein Drittel der Menschen mit Schlaflosigkeit und wacht im Bett mit einer Tischuhr auf. Zwischen 10 % und 15 % der Erwachsenen leiden an chronischer Schlaflosigkeit, und ungefähr der gleiche Prozentsatz berichtet irgendwann im Laufe des Jahres von Schlaflosigkeit.

Weniger als 7 Stunden Schlaf pro Nacht werden von der CDC als kurzer Schlaf angesehen und erhöhen das Risiko für einige chronische Gesundheitsprobleme. Dies umfasst:

Brustschmerzen

Herzkreislauferkrankung

Streicheln

Asthma

COPD

Krebs

Arthritis

Depression

langfristige Nierenerkrankung

Diabetes

Darüber hinaus fühlen sich Menschen mit Schlafproblemen eher traurig, haben Unfälle oder haben sogar übermäßige Abwesenheiten von der Arbeit oder der Schule.

Bestimmte Erkrankungen erhöhen die Wahrscheinlichkeit, Schlafstörungen wie Schlaflosigkeit zu bekommen. Fettleibigkeit, Inaktivität und Rauchen sind einige davon. Wenn Sie sich um diese Probleme kümmern, verringern Sie das Risiko von Schlaflosigkeit, Schlafapnoe und anderen Schlafstörungen.

Traditionelle Schlafmedizin

Die meisten Menschen mit Schlaflosigkeit und wenig Schlaf suchen in ihrer Hausapotheke nach einem Heilmittel. Dies kann eine kurzfristige Atempause bieten, aber rezeptfreie Medikamente und das auf eine Tafel neben einem Stethoskop gekritzelte Heilmittel gegen Schlaflosigkeit sind unwirksame Langzeitbehandlungen.

Zahlreiche Schlafmittel haben unerwünschte Nebenwirkungen und machen häufig abhängig. Sogar natürliche Heilmittel wie Melatonintabletten können gesunde Schlafmuster stören. Schlaftabletten verhindern, dass Ihr

Körper auf natürliche Weise ein- und durchschläft, bis Sie dies ohne einen chemischen Schub nicht mehr können.

Die überwiegende Mehrheit der Krankheiten, einschließlich Schlafstörungen, kann sicher und effektiv mit traditionellen östlichen Heilmitteln behandelt werden. Sie haben keine nachteiligen Nebenwirkungen und erhöhen nicht Ihr Risiko, abhängig zu werden, obwohl Sie „süchtig“ danach werden können, wie viel besser Sie sich nach der Therapie fühlen.

Was gehört zu einer Akupunkturbehandlung?

Ein Akupunkteur berücksichtigt den allgemeinen Gesundheitszustand des Patienten anhand mehrerer Faktoren, um mögliche Gründe für die Schlafstörung eines Patienten zu identifizieren.

Die primären Faktoren

sind Blut, Yin-Yang-Gleichgewicht, Meridianungleichgewichte, emotionaler

Zustand und Krankheitspräsenz. Wir von Accurate Acupuncture interviewen Sie ausführlich, um mehr über Ihre speziellen Probleme zu erfahren. Bei der Feststellung des Therapiebedarfs setzen wir auch Beobachtungs- und Diagnoseverfahren ein.

Zwei konstitutionelle Akupunkturmeridiane beeinflussen den Schlaf. Die erste konzentriert sich auf die Kontrolle Ihres zirkadianen Rhythmus oder der Phasen, in denen Sie wach sind und schlafen. Der zweite betrifft sowohl die Tiefe als auch die Qualität Ihres Schlafes. Diese Meridiane koordinieren sich, um zuverlässige Zyklen von qualitativ hochwertigem Schlaf zu erzeugen, wenn sie im Gleichgewicht sind. Das Gleichgewicht zwischen den Energien von Tag und Nacht wird als Yin-Yang bezeichnet.

Nachdem Sie das Gleichgewicht gefunden haben, ist es bei anhaltenden Schlafproblemen an der Zeit, Behandlungen in Betracht zu ziehen, die auf die Wurzel Ihres Schlafzustands abzielen. Wir können uns auch mit Ihren speziellen Schlafproblemen wie Schnarchen, Schlafapnoe, Restless-Legs-Syndrom und Schlaflosigkeit befassen.

Akupunkteure praktizieren auch ganzheitliche Medizin. Wenn also Ihr derzeitiges Verhalten wahrscheinlich Ihre Schlafprobleme verursacht, werden wir wahrscheinlich mit Ihnen zusammenarbeiten, um einige Änderungen des Lebensstils vorzunehmen. Abnehmen und Rauchen aufhören sind typische Themen. Typischerweise reicht diese Kombination von Therapien aus, um eine lang anhaltende Erholung und einen erholsamen Schlaf zu fördern. Darüber hinaus können Sie mit einer verlängerten Schlafgesundheit rechnen, wenn Sie weiterhin die Dinge vermeiden, die Ihren Schlaf anfangs gestört haben.

Je nachdem, wie lange Sie Ihren Schlafzustand schon haben, benötigen Sie möglicherweise mehrere

Akupunkturbehandlungen. Bei chronischen Schlafstörungen ist dies meist der Fall.

Es gibt jedoch Forschungsergebnisse, die die Wirksamkeit der Akupunktur belegen:

Im Jahr 2004 untersuchten Wissenschaftler die Auswirkungen der Akupunktur auf die Melatoninsynthese und die Gesamtschlafdauer. Ihre Studie ergab, dass Akupunkturpatienten einen schnelleren Schlafbeginn, weniger Schlafunterbrechungen und ein geringeres Stressniveau hatten. Die Forscher kamen zu dem Schluss, dass Akupunktur Menschen helfen könnte, die mit Angstzuständen und Schlaflosigkeit zu kämpfen haben.

In einer Studie aus dem Jahr 2001 entdeckten Forscher, dass fünfwöchige Akupunkturbehandlungen die Schlafqualität bei HIV-Patienten verbesserten, die zu Schlafstörungen neigten.

Einige Ratschläge für das Gespräch mit einem Akupunkteur

Die besten Ergebnisse bei Ihrer Akupunkturbehandlung erzielen Sie, wenn Sie sich wie alles andere im Leben an einige Grundregeln halten.

Beginnen Sie damit, einen lizenzierten und zertifizierten Akupunkteur zu finden, der erfahren und zuverlässig ist. Konsultieren Sie Ihren Arzt, nehmen Sie die Hilfe von Freunden in Anspruch oder wenden Sie sich an eine Akupunkturschule in Ihrer Nähe.

Stellen Sie sicher, dass Sie sich nach Ihrer Recherche bei Ihrem ausgewählten Dienstleister wohlfühlen. Je wohler Sie sich fühlen, desto mehr helfen die Therapien.

Stellen Sie sich schließlich darauf ein, dass zahlreiche Therapiesitzungen für eine spürbare, lang anhaltende Verbesserung erforderlich sein werden. Ich verstehe, dass Schlafstörungen und das Warten auf eine Behandlung irritierend sein können, aber Akupunktur verbessert sich normalerweise nicht schnell, insbesondere bei chronischen Erkrankungen. Bevor Sie entscheiden, dass die Methode nichts für Sie ist, überlegen Sie es sich und machen Sie ein paar Therapiesitzungen.

AROMATISCHE ÖLE

Ätherische Öle sind konzentrierte duftende Pflanzenflüssigkeiten, die in der Aromatherapie verwendet werden.

Das Einatmen oder Einmassieren dieser Öle in die Haut ist bei Menschen üblich, die Linderung bei verschiedenen medizinischen Problemen suchen. Aromatherapie ist der Fachbegriff für diese Behandlungsmethode.

Im Jahr 2015 überprüften Forscher 12 Studien und fanden Hinweise darauf, dass Aromatherapie Menschen helfen könnte, besser zu schlafen.

Wenn Sie möchten, dass die Aromatherapie funktioniert, ist es notwendig, mit dem richtigen ätherischen Öl zu beginnen. Einige ätherische Öle, die zu einer guten Nachtruhe beitragen können, sind:

Römische Kamille

Lavendel

Sandelholz

Neroli oder Bitterorange

Es wurde festgestellt, dass sowohl ätherisches Lavendel- als auch Pfefferminzöl die Schlafqualität von Herzpatienten verbessert.

Bei richtiger Anwendung verursachen ätherische Öle selten, wenn überhaupt, Nebenwirkungen. Ätherische Öle werden von der Food and Drug Administration (FDA) als GRAS (allgemein als sicher anerkannt) eingestuft.

Erfahren Sie, wie Sie Öle richtig verwenden.

Mögliche Nebenwirkungen von Schlaflosigkeit

Wenn Sie nicht genug Schlaf bekommen, kann sich Ihr Gehirn nicht selbst reparieren und andere lebenswichtige Wartungsaufgaben ausführen. Aus diesem Grund kann es zu Schwindelgefühlen und

Konzentrationsschwierigkeiten führen, wenn Sie nicht genug Augen zumachen.

Die langfristigen Auswirkungen von Schlaflosigkeit auf die Gesundheit können ziemlich schädlich sein. Die Verkürzung Ihrer Schlafzeit kann Ihr Risiko für bestimmte Gesundheitsprobleme erhöhen.

- Angst
- Depression
- streicheln
- Symptome von Asthma
- Anfälle
- Beeinträchtigung des Immunsystems
- Fettleibigkeit
- Diabetes
- zu hoher Blutdruck
- Erkrankungen des Herzens

Das Folgende sind einige andere Dinge, die Schlaflosigkeit verursachen können:

Erhöhen Sie die Wahrscheinlichkeit, bei der Arbeit Fehler zu machen oder beim

Autofahren oder Bedienen von Maschinen verletzt zu werden.

beeinflussen, wie gut Sie im Unterricht oder bei der Arbeit abschneiden

dämpfen Sie Ihre sexuelle Begeisterung

Rückruf bewirken

machen es schwieriger, die emotionale Kontrolle aufrechtzuerhalten

EINEN GESUNDEN SCHLAFZEITPLAN EINHALTEN

Es ist nicht immer möglich, Schlaflosigkeit vorzubeugen, aber diese Strategien können Ihnen helfen, die Augen zu schließen, wenn Sie es brauchen:

- Versuchen Sie auch am Wochenende, sich an einen ähnlichen Schlaf- und Wachzeitplan zu halten.
- Entwickeln Sie vor dem Schlafengehen eine Routine, die Sie beruhigt und Sie auf den Schlaf vorbereitet.
- Nachmittags Tee und Kaffee trinken.
- Schalten Sie das Licht aus und legen Sie die Geräte eine Stunde oder so vor der Nacht weg.
- Versuchen Sie, Zeit draußen in der Sonne zu verbringen und sich täglich oder zumindest wöchentlich körperlich zu betätigen.

- Wenn Sie feststellen, dass ein Mittagsschlaf Sie später schläfrig macht, sollten Sie dies wahrscheinlich vermeiden.
- Suchen Sie professionelle Hilfe, sobald Sie Symptome einer psychischen Erkrankung wie Angst oder Traurigkeit verspüren.

Die Unfähigkeit zu schlafen ist viel mehr als ein leichtes Unbehagen. Es ist ein Schlafzustand, der mit nachteiligen Auswirkungen auf die psychische und physiologische Gesundheit in Verbindung gebracht wurde.

Wenden Sie sich sofort an einen Arzt, wenn Sie vermuten, dass Sie an Schlaflosigkeit leiden. Sie können Ihnen helfen, mögliche Gründe zu identifizieren und die am besten geeignete Behandlung für Ihren Fall von Schlaflosigkeit zu finden.

Sowohl Erwachsene als auch Kinder brauchen eine gute Nachtruhe. Andererseits ist Schlafentzug allzu häufig.

Für Eltern kann es schwierig sein zu sagen, ob die Schlafprobleme ihres Kindes auf erwartete Entwicklungsveränderungen oder ein schwerwiegenderes Schlafproblem zurückzuführen sind.

Schlafstörungen, auch als Schlaf-Wach-Störungen bekannt, sind laut der American Psychiatric Association durch Probleme mit der Schlafqualität, dem Zeitplan und der Dauer gekennzeichnet. Ein Schlafproblem ist eine Quelle ständiger Frustration und macht es schwierig, den Tag zu überstehen.

SCHLAFLOSIGKEIT BEI KINDERN

Viele Kinder leiden unter Schlafstörungen. 2014 wurde spekuliert, dass bis zu die Hälfte aller Kinder unter Schlafstörungen leiden würden. Diese Forschung identifiziert die folgenden als die am weitesten verbreiteten Formen von Schlafstörungen:

- Schlafapnoe mit Obstruktion (1 bis 5 Prozent)
- Schlafwandeln (17 Prozent)
- Ratlosigkeit (17,3 Prozent bei Kindern bis 13 Jahren und 2,9 bis 4,2 Prozent bei Jugendlichen über 15 Jahren)
- Angst alleine zu schlafen? (1 bis 6,5 Prozent)
- Alpträume (10 bis 50 Prozent bei 3- bis 5-Jährigen)
- Gestörtes Schlafverhalten bei Kindern (10 bis 30 Prozent)
- Schwierigkeiten beim Übergang zwischen den Schlafphasen

(speziell 7 bis 16 Prozent bei Jugendlichen)

- Unwiderstehliches Zucken der Beine (2 Prozent)

Jedes Familienmitglied kann die Auswirkungen des Schlafproblems eines Kindes spüren. Die gute Nachricht ist, dass es Strategien gibt, mit denen Kinder besser schlafen können. Ein Arzt oder ein anderer medizinischer Experte kann Ihrem Kind möglicherweise helfen, wenn es unter Schlafstörungen leidet.

Schlafstörungen bei Kindern: Warnzeichen

Ihr Kind hat möglicherweise ein Schlafproblem, wenn es große Schwierigkeiten hat, einzuschlafen, auch wenn es bei manchen Kindern länger dauert, bis es vor dem Schlafengehen zur Ruhe kommt, als bei anderen.

Das Auftreten eines der folgenden Symptome deutet auf eine mögliche Schlafstörung hin:

- Scheinbar stundenlang liegt Ihr Kind im Bett und bittet um mehr Bücher, Lieder, Getränke oder Toilettenpausen.
- Selbst nachts bekommt Ihr Nachwuchs nur 90 Minuten ununterbrochenen Schlaf.
- Ihr Kind hat sich mitten in der Nacht über juckende Beine beschwert.
- Ihr Kind hat donnerndes Schnarchen.

Kinder sind nicht immun gegen gelegentliche Anfälle von Unruhe oder schlechtem Schlaf. Über mehrere Nächte hinweg könnten diese Aktionen auf ein tieferes Problem hindeuten.

Kinder, die nicht genug Ruhe bekommen, können tagsüber auch diese Probleme haben:

- aufgeregter und launischer werden
- tun Sie etwas verwirrender

- unter ihre typischen schulischen Leistungen fallen

Folgen von Schlafentzug bei Kindern

Schlafmangel kann sich wie bei jedem anderen negativ auf die Gesundheit von Kindern auswirken. Langfristiger Schlafentzug kann sich negativ auf den Körper, die Stimmung und den Geist von Kindern auswirken.

- Schläfrigkeit während des Tages
- veränderte Geisteszustände
- Problem, Gefühle zu regulieren
- zu wenig starke Abwehr
- Gedächtnisprobleme
- schlechte Fähigkeit, Probleme zu lösen
- eine Form von schlechter Gesundheit

Kleine, die nicht genug Schlaf bekommen haben, spielen eher aus als ihre Altersgenossen. Teenager, die nicht genug Schlaf bekommen, können ihre unangenehmen Emotionen und Gedanken verinnerlichen, anstatt sie zu konfrontieren.

Methoden des jungen Schlafes

Viele Eltern sind verwirrt über die Schlafbedürfnisse ihrer Kinder und die typischen Schlafmuster in verschiedenen Altersstufen – die Schlafmuster von Babys, um ihre weitere Entwicklung zu unterstützen.

Typischerweise schlafen Säuglinge vor dem 3. Lebensmonat 16–17 Stunden täglich und 12 Monate danach schlafen sie die Nacht durch. Es gibt jedoch eine große Variationsbreite zwischen den Menschen.

In den ersten drei Monaten

Die Entwicklung und das Wachstum Ihres Babys hängen davon ab, ob es genügend erholsamen Schlaf bekommt. Aber auch Essen und Gespräche mit Medizinern sind wichtig. Aus diesem Grund schlafen brandneue Säuglinge lange Zeit am Stück und wachen nur auf, um zu essen, zu spielen oder die Welt vorbeiziehen zu sehen.

Zwischen drei und zwölf Monaten

Babys schlafen oft um die sechs Monate herum nachts durch, obwohl sie es vielleicht immer noch vorziehen, tagsüber aufzustehen. Babyschlafmuster neigen dazu, sich um die Ein-Jahres-Marke herum zu stabilisieren, mit ein oder zwei Nickerchen am Tag und einem regelmäßigeren Nachtschlafplan.

Das erste Jahr überschritten

Ein einziger, längerer Mittagsschlaf pro Tag ist bei Kleinkindern häufiger als zwei kürzere. Viele Kinder fangen an, das Nickerchen vollständig zu entwöhnen, wenn sie die Vorschule erreichen.

Schlafstörungen

Die Entwicklung von Körper und Geist eines Babys kann es zu jedem Zeitpunkt seiner Entwicklung schwierig machen, einzuschlafen oder durchzuschlafen.

Manche Babys entwickeln Trennungsangst und wachen mitten in der Nacht auf und müssen gehalten werden. Ihre Gedanken können rasen, sobald sie ihre Augen öffnen, und versuchen, sich an die Namen von allem in der Krippe zu erinnern. Der einfache Gedanke, aufzustehen und sich zu bewegen, kann sie die ganze Nacht wach halten.

Andere Ursachen für Schlafstörungen sind ein aufregender oder anstrengender Tag, an dem Ihr Kind zu aufgeregt ist, um zu schlafen. Koffeinhaltige Speisen und Getränke können Ihr Kind am Einschlafen hindern.

Unterbrechungen können auch durch das Vordringen in unbekannte Umgebungen oder erhebliche programmatische Verschiebungen entstehen.

Andere Ursachen für Schlafstörungen sind:

Krankheit

Allergien

Umstände wie:

Unzulänglichkeit beim Atmen beim Schlafen

Albträume haben

Schlafwandeln

Unwiderstehliches Zucken der Beine (RLS)

Symptome von Schlafstörungen

Wenn ein Kind nicht aufhören kann, über seinen nächsten Geburtstag zu sprechen, wissen Sie, dass die Aufregung zu viel für es sein wird. Wenn Ihr Kind kein Nickerchen macht und stattdessen den Tag mit Spielen verbringt, ist es möglicherweise zu aufgewühlt, um zu schlafen oder schläft zur Schlafenszeit ein.

Sie können sich gelegentlich auf diese Rückschläge einstellen, da sie vorübergehend sind.

Längerfristig, wenn Ihr Baby sich dem sechsten Lebensmonat nähert, wacht es möglicherweise nachts immer noch auf und weigert sich, wieder einzuschlafen, es sei denn, Sie umarmen oder wiegen es. Wahrscheinlich beherrscht Ihr Kind die Kunst, sich abends zu beruhigen, noch nicht.

Wenn Kinder lernen, sich zu entspannen, anstatt nach externer Hilfe zu suchen, entwickeln sie die Fähigkeit, sich selbst zu beruhigen. Das Ziel eines Elternteils, einem Kind beizubringen, sich selbst zu beruhigen, ist nicht dasselbe, wie einen Jugendlichen „es herausschreien" zu lassen.

Schlafapnoe

Das schreckliche Problem bei Schlafapnoe ist, dass Ihr Kind während des Schlafes für 10 Sekunden oder länger zu atmen aufhört. Ihr Kind wird wahrscheinlich nicht einmal bemerken, dass etwas nicht stimmt.

Es ist auch möglich, dass Ihr Kind mit offenem Mund schläft, laut schnarcht und übermäßige Tagesschläfrigkeit zeigt. Sie sollten Ihr Kind sofort zum Arzt bringen, wenn Sie dies bemerken.

Schlafapnoe wurde mit kognitiven Beeinträchtigungen, Verhaltensstörungen und potenziell kardiovaskulären Erkrankungen in Verbindung gebracht. Wenn Sie eines dieser Warnsignale bei Ihrem Kind bemerken, ist es wichtig, ihm Hilfe zu holen.

Syndrom der Restless Legs

Früher wurde angenommen, dass nur Erwachsene am Restless-Legs-Syndrom leiden, aber die Restless-Legs-Syndrom-Stiftung berichtet, dass sich die Symptome in seltenen Fällen bereits in der Kindheit manifestieren können.

Ihr Kind könnte sagen, dass es "wackelt" oder sich fühlt, als hätte es einen Käfer, und es könnte sich die ganze Nacht hin und her wälzen. Leider verhindern die durch RLS verursachten Beschwerden einigen Jugendlichen den Schlaf, auch wenn sie sich dessen nicht bewusst sind.

Allerdings wurden viele Behandlungen für RLS bei Jugendlichen nicht ausreichend untersucht. Vitamine und verschreibungspflichtige Medikamente sind Beispiele dafür für Erwachsene. Wenden Sie sich an Ihren Arzt, um die beste Vorgehensweise zu bestimmen.

Schrecken in der Nacht

Nachtschreck ist viel erschreckender als ein typischer Alptraum und kann den ganzen Haushalt betreffen.

Nachtangst ist bei Kindern häufiger als bei Erwachsenen und führt dazu, dass der Betroffene unerwartet aufwacht und extreme Angst oder Unruhe zeigt, wie Weinen, Schreien und sogar Schlafwandeln. Die meisten Kinder erinnern sich nicht einmal daran, was passiert ist, weil sie sich dessen nicht bewusst waren.

Nachtangst tritt typischerweise innerhalb der ersten 90 Minuten nach dem

Einschlafen eines Kindes während einer Periode des Nicht-REM-Schlafs auf. Obwohl es derzeit keine Heilung für Nachtangst gibt, wird die Einhaltung einer regelmäßigen Schlafenszeit und die Minimierung nächtlicher Störungen dazu beitragen, ihr Auftreten zu reduzieren.

Wie Sie Ihr Kind dazu bringen, besser zu schlafen

Eltern und Betreuer können eine Rolle bei der Verbesserung der Schlafqualität eines Kindes spielen. Eine neue Matratze zum Beispiel kann einen großen Unterschied im nächtlichen Komfort Ihres Kindes ausmachen.

Einige Dinge können getan werden, um einem Kind zu helfen, den Schlaf zu bekommen, den es braucht, wie von Experten empfohlen:

Ruhe einflößen.

Nehmen Sie ein entspannendes Bad oder lesen Sie ein Buch, bevor Sie es für die

Nacht abgeben. Die Beleuchtung im Schlafzimmer sollte zu dieser Zeit niedrig sein. Achte darauf, dass das Zimmer kühl und dunkel ist, wenn es Zeit fürs Bett ist.

Entwickeln Sie einen Zeitplan.

Ihr Kind findet es einfacher einzuschlafen, wenn Sie sich jeden Abend an die gleiche Routine halten. Sie können herausfinden, wie viele Bücher ältere Kinder vor dem Schlafengehen gelesen haben, indem Sie sie fragen. Schreib es auf oder zeichne ein Bild von der Aufführung und hänge es ins Kinderzimmer: "Zähne putzen, Bücher lesen, kuscheln, Licht aus."

Betonen Sie, Zeit miteinander zu verbringen. Sprechen Sie vor dem Schlafengehen eine Weile mit Ihrem Kind, vielleicht beim Kuscheln. Beginnen Sie das Gespräch, indem Sie sich nach ihrem Tag erkundigen. Kinder fühlen sich nach einem solchen Spiel möglicherweise weniger zappelig.

Schalten Sie alle Gadgets aus.

Lassen Sie keine elektrischen Geräte in Ihrem Schlafzimmer zu. Holen Sie Ihr Kind mindestens eine Stunde vor dem Schlafengehen vom Bildschirm und beginnen Sie mit der Schlafenszeitroutine.

Eine gute Erinnerung an das Einschlafen zu schaffen, ist ein intelligenter Ansatz. Ein Belohnungssystem für das Aufstehen und Zubettgehen zur empfohlenen Zeit kann effektiver sein, als Ihr Kind dafür zu kritisieren, dass es zu einer gottlosen Stunde aufwacht.

Zu wissen, ob die Unruhe eines Kindes auf Schlafprobleme zurückzuführen ist, ist nicht immer einfach. Wenn Ihr Kind Schlafstörungen hat, versuchen Sie am nächsten Tag, mit ihm zu sprechen. Sprechen Sie mit Ihrem Kind darüber, wenn es sich an einen Albtraum erinnert.

Ihr Kind benötigt möglicherweise medizinische Behandlung, wenn es schlafwandelt oder Nachtangst hat, sich aber an keines der beiden Ereignisse erinnern kann. Besprechen Sie diese Vorkommnisse mit einem Arzt und suchen Sie weiteren Rat, wenn die Bemühungen zur Verbesserung Ihres Schlafs fehlgeschlagen sind.

Wenn Sie sich Sorgen um Ihr Kind machen, müssen Sie diese mit einem Arzt besprechen. Besonders wenn Sie schon alles versucht haben und der Schlaf Ihres Kindes nicht besser wird, lohnt es sich, den Rat eines Arztes einzuholen.

Hier sind einige der Dinge, die Ihr Hausarzt oder Kinderschlafspezialist tun kann, um Ihnen zu helfen:

Eine Hand bei der Formulierung eines Plans für besseren Schlaf, der zu Hause in die Praxis umgesetzt werden kann

Behandeln Sie die Symptome, während Sie einem ernsteren medizinischen

Problem wie obstruktiver Schlafapnoe auf den Grund gehen.

empfehlen, dass Sie zur weiteren Behandlung einen Spezialisten wie einen Allergologen oder HNO-Arzt aufsuchen

Der nächste Schritt zu einem gesünderen Schlaf für Ihr Kind kann die Konsultation eines Arztes sein.

Immer wieder wurde ich gefragt:

Warum haben manche Kinder Schlafstörungen?

Die Schlafprobleme von Kindern können auf eine Vielzahl von Faktoren zurückzuführen sein.

Kinder können aufgrund medizinischer Probleme wie obstruktiver Schlafapnoe Schlafstörungen haben. Sie können auch eine Zeit emotionaler Umwälzungen durchmachen.

Weitere Faktoren könnten Ernährungsgewohnheiten oder das Fehlen einer erholsamen Schlafumgebung sein. Es kann eine Korrelation zwischen Schlafproblemen und Diagnosen von ADHS oder ASS geben.

Wie hilft man einem Kind mit Schlafstörungen?

Die Einrichtung einer regelmäßigen Nachtroutine ist eine einfache Möglichkeit, die häusliche Umgebung zu verändern, um den Schlaf zu verbessern. Schlafapnoe und Allergien zum Beispiel sind beide von Ärzten behandelbar. Einer der ersten Schritte bei der Behandlung von Schlafapnoe ist die richtige Diagnose von einem Arzt oder Schlafspezialisten.

Können Sie drei pädiatrische Schlafstörungen nennen, die relativ häufig vorkommen?

Es gibt verschiedene Arten von Schlafstörungen im Kindesalter. Schlafwandeln, Schlaflosigkeit und Albträume sind drei der am weitesten verbreiteten.

Die Häufigkeit, mit der solche Ereignisse bei einem Kind auftreten, kann mit zunehmendem Alter abnehmen. Untersuchungen aus dem Jahr 2014 ergaben, dass Schlafwandeln am häufigsten bei Kindern im Alter von 8 bis 12 Jahren auftritt, wobei 17 Prozent der Kinder diese Aktivität zeigen, verglichen mit 4 Prozent der Erwachsenen.

Was passiert, wenn Kinder nicht genug Schlaf bekommen?

Stimmungsschwankungen, schulische Leistungen und Funktionsstörungen des Immunsystems können alle auf unzureichenden Schlaf zurückzuführen sein. Manchmal wirkt ein Kind tagsüber einfach schläfrig und mürrisch. Teenager, die nicht genug Schlaf bekommen, können ihre Gefühle unterdrücken.

Wie kann ich als Elternteil mein Kind am besten unterstützen?

Erstellen Sie ein beruhigendes Nachtritual, das Ihnen hilft, sich zu entspannen. Helfen Sie Ihrem Kind, eine Methode zu finden, die für es funktioniert. Mehr Zusammenarbeit ist zu erwarten, wenn Kinder in dieser Angelegenheit ein

Mitspracherecht haben, z. B. wie viele Bücher sie vor dem Schlafengehen lesen.

Wenn sich Selbstpflegemaßnahmen als unwirksam erweisen, ist es am besten, einen Arzt zu konsultieren. Die Schlafprobleme Ihres Kindes könnten mit einem zugrunde liegenden Gesundheitszustand zusammenhängen.

Insbesondere Kinder benötigen ausreichend und qualitativ hochwertigen Schlaf für eine optimale Entwicklung, ein optimales Lernen und das tägliche Funktionieren. Wenn Sie eine Schlafstörung bei Ihrem Kind frühzeitig erkennen und Anpassungen vornehmen oder sich Rat, Therapie oder Behandlung suchen, tun Sie Ihrem Kind einen großen Dienst, der ein Leben lang anhält.

www.ingramcontent.com/pod-product-compliance
Lightning Source LLC
LaVergne TN
LVHW050343160826
845677LV00014B/3765

* 9 7 9 8 3 5 2 3 4 8 8 5 7 *